Académie des Sciences Morales et Politiques

Séance du 28 Octobre 1905

LES

CASIERS SANITAIRES DES VILLES

ET LES

ŒUVRES D'ASSISTANCE

Entente nécessaire

PAR

A. FILLASSIER

Docteur en droit. — Lauréat de l'Académie de médecine

PARIS

LIBRAIRIE JULES ROUSSET

1, Rue Casimir-Delavigne

1906

LES CASIERS SANITAIRES DES VILLES

ET LES

ŒUVRES D'ASSISTANCE

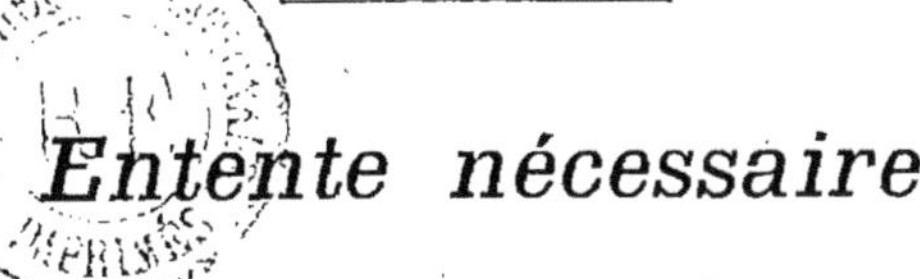

Entente nécessaire

Les travaux de M. Juillerat, chef du casier sanitaire de Paris, ont apporté une précieuse contribution à l'histoire de la tuberculose et nous ont renseignés sur la part considérable qu'il faut attribuer au logement dans l'étiologie de cette maladie.

C'est ainsi que cet administrateur a pu révéler à l'aide des documents du casier sanitaire, qu'il existait à Paris un certain nombre de « maisons funèbres » qui alimentaient en grande partie les dispensaires, les sanatoria et les hôpitaux. 820 maisons ont pu être déterminées, qui ont fourni en onze années 11.500 décès pour une population de 106.300 habitants, soit une moyenne de 9,834 pour 1.000 habitants et par an, alors que la mortalité moyenne est de 4,95 pour 1.000.

Un autre groupe de maisons donne 8,119, un troisième, 7,52 (1).

M. de Selves, préfet de la Seine, s'est ému de cette situation, et par arrêté du 15 avril 1905 il a constitué une commission spéciale chargée de procéder à une enquête approfondie et de lui soumettre un programme détaillé des mesures à ordonner pour y mettre fin.

---

1. Juillerat, Le Casier sanitaire des Maisons, *Bibliothèque des Actualités d'hygiène et de médecine.* Paris, Rousset, 1905, Strauss et Fillassier, Loi du 15 février 1902, sur la Protection de la santé publique.

Celle-ci s'est mise à l'œuvre et a décidé que ces immeubles seraient visités en détail et que les enquêtes centralisées serviraient à élaborer de fermes propositions.

Ce sont ces heureuses initiatives qui nous ont amené à exposer aujourd'hui à l'Académie des sciences morales et politiques certaines vues qui, approuvées déjà dans des assemblées savantes, emprunteraient à son approbation une décisive autorité.

La loi du 15 février 1902, sur la protection de la santé publique, a marqué une date importante dans l'histoire de l'hygiène en France.

Jusque-là, les dispositions législatives et règlementaires relatives à l'hygiène et à la salubrité étaient éparses dans nos codes ; c'étaient les textes de la période révolutionnaire, la loi du 16 septembre 1807 sur le dessèchement des marais, la loi de 1822 sur la police sanitaire, la loi du 5 avril 1884 sur l'organisation municipale, la loi du 21 juin 1898 sur la police rurale, etc.

Sans doute, nous nous sommes expliqués sur ce point dans d'autres travaux ; cette loi est encore bien incomplète et donne prise à bien des critiques ; comme elle est, elle n'en constitue pas moins un progrès, soit qu'elle étende les pouvoirs des maires en matière d'hygiène, soit qu'elle leur ordonne de prendre un règlement sanitaire, soit qu'elle institue des Commissions sanitaires locales, ou réorganise les Conseils départementaux, ou veille à la protection des sources.

Mais s'il est intéressant de noter ces résultats et ces efforts, il a toujours été conforme à la doctrine de l'Académie des sciences morales et politiques de réclamer l'intervention de l'État quand elle est légitime et nécessaire, mais de faire la plus large place à l'initiative privée.

Celle-ci est-elle toujours suffisante en ces matières ? Nous ne le pensons pas d'une manière absolue, mais il n'en reste pas moins vrai qu'il convient de recourir à l'initiative privée chaque fois qu'elle se manifeste et même de la solliciter.

Or, en présence des ravages effroyables causés par la tuber-culose, et que tous, médecins, philanthropes, hommes d'Etat, (faut-il citer au hasard des noms : MM. Léon Bourgeois, Casimir Périer, Paul Strauss, Brouardel, Landouzy, Renon, Cheysson, A. Robin, Letulle, Lucien Graux et combien d'autres), signalent depuis long-temps, l'initiative privée s'est multipliée, elle a revêtu les formes les plus variées, et parmi ceux qui l'invoquaient des luttes même ont éclaté parfois, tant était ardent le désir d'une amélioration à de si nombreuses infortunes.

Des dispensaires, des sanatoria se sont créés partout, et il faut lire le beau livre de M. Paul Strauss sur la « Croisade sani-taire », pour voir combien l'âme française a su se montrer ingé-nieuse pour triompher d'un fléau qui met chaque année tant de foyers en deuil !

Bientôt, les différents groupements sociaux furent ébranlés et, par devoir social ou par intérêt, les villes, les administrations privées, les sociétés mutuelles apportèrent leur effort à la lutte commune. Ici, on distribue gratuitement des médicaments, là, on s'assure du malade qu'on transporte dans un établissement hospi-talier et qu'on soigne, partout on enseigne les lois de l'hygiène et les moyens de veiller à la protection de la vie humaine.

Sous la poussée qui monte du peuple plus instruit, les pouvoirs publics comprennent leur devoir et tous les efforts concourent à un même but.

Mais si tous ces efforts se constatent pour peu que l'on ob-serve, ne faut-il pas craindre qu'ils ne s'épuisent un peu, qu'ils s'exercent sans ordre au gré des bonnes volontés parfois inexper-tes. Ne conviendrait-il pas de les grouper, sinon toujours, des né-cessités matérielles peuvent s'y opposer, du moins chaque fois que la possibilité apparaît ?

Lorsqu'un malade arrive à l'hôpital et que le médecin, par hu-manité, dissimule sous un terme conventionnel la maladie réelle, le malheureux gagne le lit qu'on lui désigne, et que trop de fois, hélas, il ne quittera plus que quelques semaines ou quelques mois plus tard, pour l'éternel repos. On note son nom, son adresse et tandis qu'il expire ou que la science s'efforce de triompher du mal qui le dévore, sa famille, femme jeune encore ou petits enfants, demeurent au logis contaminé ou malsain. A leur tour, ils contractent le germe du même mal et bientôt la maison comptera parmi ces « maisons funèbres » que révélait l'étude du casier sanitaire.

D'autres locataires viendront dans ces logements que jamais ne baigne le soleil et « la tuberculose, maladie de l'obscurité » fera de nouvelles victimes (1).

Ceci, d'ailleurs, n'est pas spécial à Paris et à la tuberculose ; nous l'avons constaté nous-même dans d'autres villes et pour d'autres maladies contagieuses (2).

Que faudrait-il pour rendre ce spectacle plus rare et tarir bien des larmes ? Il suffirait que l'on décidât que note serait prise du domicile occupé par le malade à son entrée à l'hôpital, qu'avis en serait donné au casier sanitaire de la ville et que, tandis que s'exécutent les travaux prescrits, la famille fût logée dans ces établissements qui, sous le nom de « postes sanitaires » recueillent à l'étranger les locataires d'un immeuble pendant la durée des travaux de désinfection. L'interdiction d'habiter est-elle nécessaire ? L'article 17 de la loi du 15 février 1902 permet la résiliation des baux.

Des dispensaires ont été créés dans toutes les grandes villes. Ils vont « dépister » la maladie en cherchant le malade négligent ou qui se cache. L'habitude s'est généralisée dans ces œuvres, nous citerons, par exemple, le dispensaire Jacques Siegfried et Albert Robin à l'hôpital Beaujon, de faire une enquête sur la salubrité de la maison occupée par le malade. Mais pratiquement que peuvent-

---

1. Paul JUILLERAT, op. cit.
2. Voir également : RENON, *les Maladies Populaires*. Paris, 1905.

elles faire? Elles signalent à la municipalité, lorsqu'elles y songent, les cas d'insalubrité qu'elles ont relevés, après quoi, c'est fini ; elles ne sauront jamais quelle suite a été donnée à leur plainte. La loi de 1902 le défend, et elles se découragent : au lieu de cette suspicion, les casiers sanitaires et les œuvres ne pourraient-ils s'entendre les uns et les autres, étant liés par le secret professionnel il n'en saurait résulter de dommages, pour se communiquer leurs efforts ?

Déjà, lors de la constitution de la Commission spéciale de la tuberculose à Paris, due à l'initiative de M. de Selves, la société médicale des bureaux de bienfaisance de Paris fit valoir auprès du préfet que ses membres pénétraient au chevet de ces malheureux, qu'ils connaissaient mieux que tous autres (et l'étude si documentée de l'un de ses membres, M. le docteur Noir, sur *la Tuberculose pulmonaire dans un coin du Vieux Paris*, en témoigne) les conditions d'habitation et de vie de ces pauvres gens, et qu'ils pourraient fournir à la Commission une utile contribution.

M. de Selves adopta cette manière de voir et en nomma membre le président de la Société médicale des Bureaux de bienfaisance ou son délégué.

Lorsque les œuvres d'assistance familiale placent leurs convalescents chez des nourriciers, elles s'informent des conditions de salubrité des demeures : si grand que soit leur zèle, elles ne sauraient arriver qu'à une approximation. Combien ne serait-il pas préférable qu'elles puissent demander au Casier sanitaire de la ville communication du dossier de la maison.

Par contre, les archives des casiers sanitaires ne sont intéressantes que si elles sont sans cesse tenues à jour (1). Il faut donc procéder à des vérifications répétées, et des considérations financières interviennent alors, qui y mettent obstacle.

______

(1) Dr LUCIEN-GRAUX : *La tuberculose et l'habitation urbaine* (Paris-Rousset).

Au contraire, les médecins visiteurs qui périodiquement se rendront près du malade, pourront suivre au jour le jour les modifications qui se produiront dans l'habitabilité des maisons. Ils en informeront les services des casiers.

Aussi proposions-nous au congrès général et international de l'assistance familiale, tenu à Liège en septembre 1905, le vœu suivant :

« Le conseil général et international de l'assistance familiale émet le vœu que des casiers sanitaires soient créés dans les plus petites unités administratives chaque fois que faire se pourra ; il souhaite qu'une entente intervienne entre les autorités chargées de sa direction et les services de l'assistance familiale, pour mettre à la disposition de ceux-ci tous les renseignements de nature à leur faciliter l'accomplissement de leur tâche ».

Le 7 octobre suivant nous étions assez heureux pour voir le congrès international de la tuberculose adopter un vœu analogue que nous lui avions soumis.

« VIIe vœu...

« Qu'une entente s'établisse entre les services des casiers sanitaires et les administrations d'assistance, et que les uns et les autres, par la communication réciproque de leurs dossiers et de leurs renseignements, se facilitent l'accomplissement de leur tâche. »

Que faut-il pour que ces *desiderata* soient réalisés ?

Deux choses : que des casiers sanitaires s'organisent partout ; que les œuvres d'assistance publique ou privée s'entendent avec eux pour mettre leurs efforts en commun.

La constitution des casiers sanitaires nous semble aussi aisée que souhaitable ; la dépense est infime et l'article 1er de la loi de 1902, qui oblige le Maire à prendre un arrêté portant règlement sanitaire et déterminant les mesures nécessaires pour prévenir ou faire cesser les maladies transmissibles, lui donne incontestablement le droit de décider la création d'un casier sanitaire dans la commune.

Que l'entente s'établisse? Elle est des plus faciles. Déjà de nombreux dispensaires remettent à leurs enquêteurs des questionnaires qu'ils n'ont qu'à remplir et qui prévoient tous les cas d'insalubrité susceptibles de compromettre la santé des habitants, et cela est vrai, non seulement en France, mais encore à l'étranger. C'est ainsi qu'en Belgique, le dispensaire antituberculeux Hortense Montefiore recherche la situation hygiénique de la maison, son alimentation en eau ; a-t-elle une cour? un jardin? à combien s'élève le loyer mensuel? combien de pièces sont habitées par le ménage? combien de lits dans chaque chambre? combien de fenêtres et de quelles dimensions? le ménage est-il affilié à une société de secours mutuels? comment le malade a-t-il été soigné? a-t-il pu reprendre son métier? est-il mort?

La commune de Saint-Gilles-les-Bruxelles fait une enquête à la suite de chaque décès survenu par maladie contagieuse.

La ville de Liège se préoccupe des conditions hygiéniques de la localité, des relations de l'habitation avec les constructions environnantes, de l'utilisation des locaux, de la salubrité générale de l'habitation : murs, carrelages, planchers, plafonds, fenêtres, escaliers, toitures, chéneaux, etc.

L'enquêteur doit dire s'il existe des caves sous le bâtiment, si le corridor et la cage d'escalier sont propres, si la cour est pavée, s'il s'y trouve un orifice pour l'écoulement des eaux, un puisard, une écurie, etc. ; comment sont éloignées les matières excrémentielles et les ordures ménagères, comment l'immeuble est approvisionné d'eau.

A Paris, un questionnaire a été établi par le casier sanitaire.

Il se préoccupe de la date approximative des constructions, de la nature et de l'état du gros œuvre et de la couverture, de l'état d'entretien, de l'alimentation en eau, de l'écoulement des eaux usées, etc., etc.

L'enquêteur doit dire combien l'immeuble renferme de logements, combien de pièces compte chacun d'eux, combien de per-
sonnes y habitent.

Toutes les causes d'insalubrité affectant l'ensemble de l'immeuble ou les locaux à usage commun sont énumérées ; l'enquêteur doit les rechercher toutes et dire si elles existent.

Les documents ainsi réunis formeront un ensemble d'un
intérêt capital pour l'assainissement de Paris. Que les œuvres
publiques et privées d'assistance apportent leur concours à ce
travail, et un grand progrès aura été réalisé pour la protection
de la santé publique.

Aussi avons-nous pensé qu'il convenait de soumettre ces
diverses questions à la haute appréciation de l'Académie des
sciences morales et politiques.

Si elle croyait pouvoir dire qu'elle estime nécessaire la
création des casiers sanitaires dans les villes, et indispensable
une entente entre ces services et les œuvres d'assistance publiques
et privées, nous aurions rempli notre but.

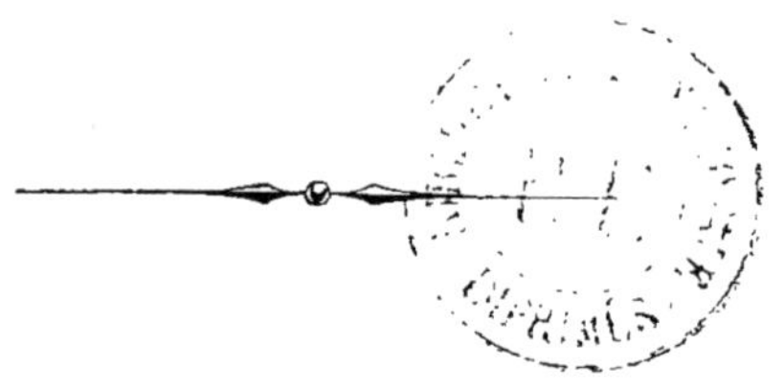

Imp. Albert Maréchaux, Meulan-Hardricourt (Seine-et-Oise). — 1435.

BIBLIOTHÈQUE

DES

ACTUALITÉS D'HYGIÈNE ET DE MÉDECINE

Directeur : M. A. FILLASSIER

Lauréat de l'Académie de Médecine

Secrétaire-général : **Dr LUCIEN-GRAUX**

Collection de volumes in-18 Jésus. Prix . . . . . **1 fr. 50** le vol.

La *Bibliothèque des actualités d'hygiène et de médecine*, dont nous publions aujourd'hui le Ier volume, s'est préoccupée de remplir une lacune qui existe, semble-t-il, au milieu des publications multiples qui apparaissent chaque jour.

Elle se propose de publier, en une série de petits volumes écrits succinctement et mis en vente à un prix très modéré, des études sur les questions d'hygiène et de médecine au fur et à mesure des besoins de l'actualité.

Elle s'adresse aux hommes de science désireux de posséder sous la main les données les plus récentes sur tel ou tel point des découvertes ou des applications de la science moderne, et de leur éviter par là les longues recherches dans les revues spéciales, les traités volumineux.

Ells s'adresse également au grand public dont les connaissances générales s'accomoderaient mal des traités didactiques, écrits en une langue peu claire, et d'une intelligence difficile pour ceux que leurs travaux antérieurs n'ont pas spécialisés. — Elle leur procurera, sous une forme simple, en un format commode et bon marché, une étude très complète sur le point spécial qui les intéresse; ces études, confiées à des maîtres éminents de la science sanitaire et médicale, leur donneront facilement les notions qui leur sont peu familières et dont la connaissance est devenue indispensable.

Enfin, à une époque comme la nôtre, où chaque individualité sent grandir son rôle, sa personnalité s'affirmer, et ses responsabilités croître dans l'évolution générale des sociétés, il convient que tous se tiennent au courant des résultats obtenus dans tous les genres d'activité de l'esprit humain — c'est à leur en faciliter les moyens que s'attache la *Bibliothèque des Actualités d'Hygiène et de Médecine*.

Désireuse de suivre sans cesse les découvertes de la science, la *Bibliothèque des Actualités d'Hygiène et de Médecine* ne traitera que les questions qui, au moment de leur publication, sembleront marquer au moins une étape dans la marche vers le progrès.

N° I. **Une institution nécessaire : le Casier sanitaire des Maisons**, par Paul Juillerat, chef de bureau de l'assainissement de l'Habitation et du Casier Sanitaire de Paris, à la Préfecture de la Seine. — Préface de M. le Dr Roux, directeur de l'Institut Pasteur; Rousset, éditeur, 1, rue Casimir-Delavigne (Paris, 1905. Prix : 1 fr. 50).

Les statistiques du Casier Sanitaire de Paris ont complètement bouleversé les idées qui avaient servi jusqu'ici à l'élaboration des règlements sanitaires et de voirie. *Cet ouvrage est indispensable aux municipalités : Il montre que le casier sanitaire est une arme nouvelle contre la propagation de la tuberculose.*

27

BIBLIOTHEQUE NATIONALE DE FRANCE
3 7531 009385171